LA PLANIFICACION FAMILIAR

GUIA PARA INVESTIGAR EL TEMA

Tercera Edición

Charles y Elizabeth Balsam

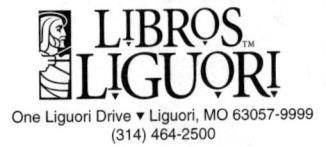

LIBROS LIGUORI

One Liguori Drive ▼ Liguori, MO 63057-9999
(314) 464-2500

Imprimi Potest:
Richard Thibodeau, C.SS.R.
Provincial de la Provincia de Denver
Los Redentoristas

Imprimátur:
+ Paul A. Zipfel, V.G.
Obispo auxiliar, Archidiócesis de St. Louis

ISBN 0-7648-0027-2
Número en la Biblioteca del Congreso: 96-77378

Propiedad literaria © 1997, Liguori Publications
Impreso en Estados Unidos
97 98 99 00 01   5 4 3 2 1

Reservados todos los derechos. Ninguna parte de este libro puede ser reproducido, guardado en un sistema de computadora o transmitido sin el permiso por escrito de Liguori Publications.

Citas bíblicas tomadas de *La Biblia Latinoamérica*, propiedad literaria © 1972, Ediciones Paulinas, Madrid, España. Reservados todos los derechos.

Pasajes tomados de *Los documentos del Concilio Vaticano II*, propiedad literaria © 1976, Biblioteca de Autores Cristianos, Madrid, España. Reservados todos los derechos.

Pasajes de *To Live in Christ Jesus* © 1976 por la Conferencia Católica de Estados Unidos. *Familiaris Consortio* © 1994, Ediciones Paulinas, Santafé de Bogotá, Colombia y *La regulación de la natalidad* (Humanae Vitae) n. 10. Paulo VI. D.R. ©1968 por Ediciones Paulinas, S.A. de D.V. México D.F., México.

Diseño de la portada: Chris Sharp

Agradecimientos

Muchas personas nos ayudaron a escribir y corregir este libro. No hay espacio suficiente para mencionar a todos. Sin embargo, nos gustaría agradecer a tres personas en especial: el Rev. Albert Moraczewski, O.P.; Joseph M. Boyle, Ph.D.; y especialmente a Hanna Klaus, M.D., F.A.C.O.G.

Indice

Cooperando con Dios 4

Hay que conocer los hechos 5

Métodos de planificación familiar 7

Desde el corazón de una mujer 12

Métodos artificiales 15

Métodos que no son seguros 22

Algo que debe saber sobre la eficacia 23

Sólo para hombres 26

Decisión compartida, obligación
    compartida 29

¿Qué es lo que enseña la Iglesia católica? 31

Buscando la verdad y ateniéndonos a ella 40

Hoja de trabajo 45

Otros libros sobre el tema 46

Centros de recursos 47

COOPERANDO CON DIOS

En su realidad más profunda, el amor es esencialmente don y el amor conyugal... no se agota dentro de la pareja, ya que los hace capaces de la máxima donación posible, por la cual se convierten en cooperadores de Dios en el don de la vida a una nueva persona humana.[1]

A raíz de haber sido bautizados en la fe cristiana, ustedes prometen que en el día de su boda serán un signo vivo del amor que Cristo siente por la Iglesia. Ustedes dos hacen la promesa en público cuando aceptan hacer los tres siguientes votos: amarse por siempre, ser fieles, ser padres de familia. De esta manera, ustedes cooperan con Dios en la ejecución de su plan de amor matrimonial y sus hijos se convierten en un signo vivo de su alianza.

Cooperar con Dios involucra más que la simple colección de información biológica y tecnológica debido a que la planificación familiar es una cuestión de fe. Cooperar con Dios tiene que ver con la manera en que ustedes perciben que Dios actúa a través de sus espíritus.

Cooperar con Dios también refleja lo que ustedes entienden de la alianza que dos personas prometen honrar dentro del marco del matrimonio cristiano. Por lo tanto, creemos que es esencial que ustedes —como pareja— obtengan y examinen información correcta sobre la planificación familiar dentro del marco del matrimonio sacramental.

Sean ustedes católicos o no, existen otros factores que afectan a la planificación familiar. Se deben tomar en consideración factores como el peligro a la salud y efectos secundarios, entre otros. Queremos también que piensen acerca de lo que quieren lograr mediante la planificación familiar, la responsabilidad compartida, el don de la fertilidad y la alegría de tener hijos, y no simplemente pensar en cómo evitar tenerlos.

Notas

1. Papa Juan Pablo II, *Familiaris Consortio*, 1994, Segunda Parte, n.14.

HAY QUE CONOCER LOS HECHOS

Cuando damos clases acerca de los métodos de planificación familiar, nos encontramos a parejas que no saben nada acerca de los fundamentos de los métodos de planificación familiar. Muchas veces la decisión de emplear un método específico se toma demasiado rápido, sin tener la información necesaria, y sin reflexionar lo suficiente sobre el asunto. Este hecho nos ha convencido de la importancia de explicar todos los métodos de planificación familiar que existen. Hay que subrayar que el explicar estos métodos no quiere decir que los aprobamos. Después explicaremos tanto nuestras opiniones como nuestro apoyo a la Iglesia por los valores morales que imparte con respecto al tema.

Debido a los graves problemas de salud que algunos anticonceptivos pueden crear, la ley obliga a los doctores a darle a la mujer un folleto del gobierno con información sobre los anticonceptivos orales, inyectados, implantados, y el dispositivo intrauterino cuando deciden usar uno de esos métodos. Desafortunadamente, la gente a veces no le da mucha atención al folleto. A pesar de la responsabilidad del doctor, los pacientes son los que deben ser responsables por su salud. No se le puede echar la culpa al doctor si hay pacientes que al usar la píldora se enferman porque el paciente es quien tiene la responsabilidad de averiguar los riesgos.

Algunos doctores o clínicas de planificación familiar no tienen la información más actualizada sobre los métodos naturales. Consecuentemente, los pacientes sólo reciben información acerca de los anticonceptivos. Como acabamos de decir, el paciente tiene la responsabilidad de averiguar los efectos. En su libro *The Personal Fertility Guide*, la autora Terrie Guay lo explica bien: "... hasta que no se conozcan y entiendan todos los hechos, la mujer no podrá tomar la mejor decisión. La ignorancia no es una virtud, y las alternativas dependen no sólo de los valores sino también del conocimiento."[1]

Este libro le da a usted la oportunidad de educarse a sí mismo en una rama que puede afectarle física y emocionalmente y en su matrimonio.

Debido a que algunos anticonceptivos pueden ser dañinos, es importante entender todas las consecuencias que cualquiera de los métodos acarrea. Muchas veces no se le explica bien al paciente como funcionan los métodos naturales. Por lo tanto, se incluye la información más actualizada de manera que sea fácil de entender y le sea práctica.

Por favor note que la información en este libro no lo cubre todo. Para obtener más información vea a su doctor.

Notas

1. Terrie Guay, *The Personal Fertility Guide*, Harbor Publishing, Inc., San Francisco, Ca, 1980, pp. Ix-x

METODOS DE PLANIFICACION FAMILIAR

Los métodos de planificación familiar se dividen en dos categorías: *natural* y *artificial*.

Los métodos *naturales* no hacen uso de ninguna sustancia química, droga u objeto. Se basan en los síntomas naturales del cuerpo de la mujer, que indican los ciclos fértiles y estériles. El proceso natural del sistema reproductivo no es afectado.

Los métodos modernos de planificación natural familiar son distintos del método del ritmo en que se basan en los signos fisiológicos que ocurren en cada ciclo fértil y estéril.

Para no embarazarse al usar el método natural, la mujer se abstiene de tener relaciones sexuales durante el ciclo fértil. Pero si se desea el embarazo, se sigue usando el método y el acto sexual se lleva a cabo durante el período de mayor fertilidad.

Los métodos *artificiales* se basan en un objeto, en una sustancia química o en una droga para cambiar o interferir con el proceso natural del sistema reproductivo y así prevenir el embarazo.

El nombre *anticonceptivo* no es siempre apropiado. Cuando uno se refiere al anticonceptivo oral, inyectado, implantado e intrauterino, *no siempre se previene la concepción*. Lo que pasa es que el embrión humano no puede sobrevivir en el útero afectado por un objeto o una droga.

Los métodos artificiales no son para las mujeres que quieran embarazarse. Si se desea el embarazo, debe dejar de usarse el método artificial.

La tabla a continuación presenta una visión de conjunto simplificada de los diferentes métodos de planificación familiar.

Método	Eficacia* Método	Eficacia* Usuario	Efectos físicos
Billings/Ovulación (natural)	98-99%	85-90%	ninguno
Sintotérmico (natural)	98-99%	85-90%	ninguno
Anticonceptivo Oral (la Píldora) Anticonceptivo inyectado	97-99%	94-98%	náusea, vómito, hemorragia vaginal anormal, jaquecas, depresión, cambio de peso, mareo, alta presión, infarto, apoplejía, problemas con la vesícula biliar, tumores del hígado
Implante	99%	98-99%	hemorragia vaginal anormal, jaquecas, nausea, depresión, cambio de peso, acne, arranques de cólera
Intrauterino	98%	94%	hemorragia menstrual excesiva, calambres, penetración sexual dolorosa, hemorragia vaginal anormal, infección pélvica, envenenamiento de la sangre, perforación del útero, aborto séptico, embarazo ectópico
Diafragma infección de la vejiga	95-97%	80-85%	irritación o reacción alérgica al hule o espermicida,
Espermicidas infección de la vejiga	90-95%	75-80%	irritación o reacción alérgica a sustancias químicas,
Condón	98%	80-90%	irritación o reacción alérgica al hule

*Datos de la eficacia de los métodos de planificación familiar tomados de: "Natural Family Planning Use Effectiveness and Continuation", por Robert T. Kambic, *American Journal of Obstetrics and Gynecology*, diciembre de 1991; y de "Contraceptive Failure in the United States: Estimates From the 1982 National Survey of Family Growth", por el doctor W.R. Grady, Hayward y F. Yagi. Vea las páginas 23-25 de este libro para una explicación más amplia de los índices de eficacia.

PLANIFICACION FAMILIAR NATURAL

Método de la ovulación (Billings)

Al método de la ovulación de planificación familiar a veces se le llama método *Billings* (por los doctores australianos John Billings y Evelyn Billings). Este método le enseña a la pareja a identificar los días fértiles y estériles del ciclo de la mujer al observar el cambio de la mucosidad en el cuello uterino.

El cuello uterino se encuentra en la base del útero. El cuello uterino produce la mucosidad antes de la ovulación y durante ella.

La pareja que usa el método de la ovulación anota todos los días lo que la mujer siente en la vagina así como el color y la consistencia de la mucosidad. Las sensaciones y el tipo de secreción indican cuando la mujer es fértil. Si se quiere prevenir el embarazo, la pareja no debe tener relaciones sexuales durante los días fértiles del ciclo. La continencia es un esfuerzo mutuo por parte del hombre y la mujer mediante el cual ninguno de los dos es el único responsable por la prevención del embarazo.

La enseñanza del método de la ovulación es llevada a cabo por un maestro (generalmente con una pareja) capacitado que lo ha usado personalmente.

El método de la ovulación puede ser usado con éxito durante cualquier ciclo reproductivo: regular, irregular o sin ovulación; durante el período de lactancia; y antes de la menopausia.

Eficacia del método: 98-99%

Efectos secundarios: Ninguno

Factores de salud: Ninguno

Efecto en la posibilidad de tener hijos: Debido a que el método de la ovulación no usa ninguna droga, objeto o sustancias químicas, el sistema reproductivo de la mujer y del hombre no es afectado. Como el método de la ovulación identifica el ciclo de fertilidad, puede ser usado tanto para lograr el embarazo como para prevenirlo. Este método puede servirles a las parejas que tienen "baja fertilidad" u otro problema que no les permite concebir.

Método sintotérmico

Este método combina el uso del método de la ovulación con la temperatura basal del cuerpo y otros indicios de fertilidad. Se observa la mucosidad cervical y, al despertar, la mujer se toma su temperatura con un termómetro especial.

La temperatura basal sube después de ovular. Si la temperatura ha permanecido alta por tres días seguidos, esto señala que la etapa fértil ha llegado a su fin.

En conjunción con el método sintotérmico pueden usarse algunos elementos del método del ritmo; y los cambios en el cuello uterino pueden ser observados y anotados. A veces, la temperatura basal no sirve para tomar una decisión final: por ejemplo, cuando los ciclos son sin ovulación o irregulares; durante los meses de lactancia; o antes de la menopausia. En tales circunstancias, es muy importante observar la mucosidad cervical.

Al usar el método sintotérmico, la pareja no debe tener relaciones sexuales durante el tiempo fértil. Es esencial que un maestro bien adiestrado le enseñe el método.

El método del ritmo puede ser usado durante cualquiera de las etapas reproductivas: los ciclos regulares, irregulares o sin ovulación; el período de lactancia; y antes de la menopausia.

Eficacia del método: 98-99%

Efectos secundarios: Ninguno

Factores de salud: Ninguno

Efecto en la posibilidad de tener hijos: Debido a que el método sintotérmico no afecta la fertilidad de la pareja, no hay peligro en la posibilidad de tener hijos. Mediante la observación de la producción de la mucosidad cervical, la pareja puede identificar cuando son los días fértiles de la mujer y usar esta información para concebir. Esta información podrá servirles a las parejas que se les hace difícil concebir.

DESDE EL CORAZON DE UNA MUJER

por Elizabeth Balsam

Empecé a aprender acerca del método de planificación familiar natural cuando tenía diecinueve años. Mi mamá me había dado un libro que explicaba algo acerca del método de la ovulación, lo cual hizo que quisiese saber más acerca de mis signos de fertilidad.

El método natural me atrajo por varias razones. La primera es que me encanta pasar el tiempo al aire libre, y el método natural me hizo recordar que me gusta la naturaleza. La segunda es que yo tenía hemorragias menstruales que dolían mucho, y esperaba que el entender la función de mis ciclos me ayudara a anticipar el comienzo de mi regla y por último, porque sabía más o menos como funcionaban los anticonceptivos, por lo que quería descubrir un método que no me lastimara. Todas estas razones estaban basadas solamente en mí. Todavía no había considerado el Método Natural en relación a otra persona.

Después del paso de mucho tiempo durante el cual aprendí sobre mis ciclos de fertilidad, me di cuenta que *yo* era una maravillosa creación de Dios. Ni los pinos ni los arroyos ni las estrellas gozaban de algo tan maravilloso como lo es mi fertilidad. Me encantó descubrir que mi cuerpo me daba señales que me ayudaban a entender mi fertilidad. La fertilidad se convirtió en algo muy *real* para mí. La "maldición" del ciclo de la regla se convirtió en algo santo y maravilloso. Me di cuenta que yo era una creación más maravillosa que los elegantes pinos o las estrellas. Desde el punto de vista espiritual, el estar consciente de mis ciclos de fertilidad y de la manera que fui creada me hicieron querer más a Dios y a su creación.

Mi esposo y yo nos conocimos en la universidad. Cuando comenzamos a hablar de casarnos, le pregunté algo nerviosa sobre la planificación familiar natural. ¿Cómo reaccionaría? ¿Creería que estaba loca por querer usar este método? ¿De verdad serviría para prevenir el embarazo? A pesar de mis dudas, yo de ninguna manera iba a usar anticonceptivos. Como dijo la escritora July Loesch: "... en lo que concierne a mis canales de agua, los cuales, más que cualquier otro río del mundo, tienen el derecho de estar limpios, o sea, sin sustancias tóxicas... Hay ciertas cosas en este mundo que son sagradas: yo, por ejemplo".[1]

De manera que le enseñé a mi futuro esposo los esquemas de mis ciclos que había hecho. Traté de explicarle lo que me había dado cuenta acerca de mi fertilidad. Averigüé donde daban clases de planificación natural, y las tomamos. Traté de explicarle por qué creía que para nosotros la planificación natural sería mejor que los anticonceptivos. Poco a poco, *mi* fertilidad se estaba convirtiendo en *nuestra* fertilidad. Hablamos la mayor parte acerca de los conceptos de "la salud", "la naturaleza" y "la eficacia".

Cuando nos casamos, planeamos el día de la boda de manera que la luna de miel cayera durante mi ciclo estéril. Después de varios meses, la planificación natural comenzó a afectarnos a mí y a mi esposo. Los primeros años usamos el método natural para prevenir el embarazo, aunque no siempre fue fácil abstenerse de tener relaciones sexuales durante el tiempo fértil.

Me gustó mucho el que mi esposo aceptara usar el método natural durante los primeros años del matrimonio. Fue obvio para los dos que no era necesario que yo cambiara, especialmente en lo que cabe a mi fertilidad, para que él me amara. El amor que nos tenemos ha crecido a raíz de la responsabilidad mutua que ejercemos en la planificación de nuestra familia.

El método de planificación familiar natural tiene una gran ventaja sobre los anticonceptivos, y yo esperaba con ansias el día que concibiéramos un hijo. Nuestro potencial para concebir un hijo y darle la bienvenida en nuestro hogar es una bendición de Dios. Es el regalo más fabuloso que un matrimonio puede compartir. Cuando era una esposa joven, empecé a darme cuenta del posible fruto de nuestro amor. "No es raro que las parejas (que usan el método natural) se enamoren tanto de la manera que funciona la naturaleza, que decidan tener un hijo".[2]

Nunca me olvidaré de la primera vez que mi esposo y yo nos volvimos "una sola carne" durante el período fértil, con la gran esperanza de concebir un hijo. Sentimos que estábamos en unión con los misterios creativos de Dios. Mary Shivanandan escribe que el método de planificación familiar natural hace brotar, en algunas parejas, "una gran fuente de creatividad". [3]

Con el paso del tiempo, he llegado a entender que la planificación natural puede afectar a la fertilidad de muchas maneras. Para algunas parejas, el embarazo puede ser una grata "sorpresa" que deja vislumbrar la presencia de Dios en el niño. Puede que otras parejas sean estériles temporal o permanentemente. En nuestro caso, mi fertilidad fue afectada por una enfermedad del útero llamada endometriosis. Sin embargo, el método natural de planificación familiar también nos preparó para enfrentar esto. Nos enfrentamos juntos al problema, poniendo nuestra fe en Dios. Poco a poco llegué a aceptar que mi fertilidad era un caso muy diferente de lo que yo sabía cuando tenía diecinueve años.

Ahora que soy esposa y madre, me siento afortunada por todo lo que la planificación familiar natural ha hecho para mejorar mi vida. Los ciclos fértiles son como una guirnalda de flores que se vuelve vieja y fragante. Esta espléndida guirnalda puede incluir ramas sin flores, hierbas y flores que brotan inesperadamente. Cada ciclo se "cuelga" del anterior, y como las estaciones del año, contiene recuerdos, luchas y alegrías. Ha sido una bendición compartir con mi esposo la guirnalda de mis ciclos.

Dios generosamente les ha dado a los cónyuges el don de la fecundidad y la habilidad para entender su significado. La fertilidad es parte integral del plan de Dios para el hombre y la mujer. Yo creo que a Dios le agrada cuando los matrimonios veneran su fertilidad, ya que la imagen de Dios sigue presente en este mundo a través del potencial de dar vida.

Notas

1. Juli Loesch, *Commonweal*, 18 de octubre de 1985, Vol. CXLL, Núm. 18
2. Mary Shivanandan, *Challenge to Love*, KM Associates, Bethesda, Maryland, 1979, p. 76.
3. Ibíd., p. 74.

MÉTODOS ARTIFICIALES

Anticonceptivos orales

"La píldora" se refiere a cualquiera de los anticonceptivos orales. El más común es la pastilla, que incluye dos hormonas sintéticas del sexo femenino: estrógeno y progesterona. Los otros dos anticonceptivos orales son la minipíldora, cuyo único ingrediente es progesterona, y la pastilla trifásica, que afecta el nivel de las hormonas en el cuerpo de la mujer. Las píldoras deben tomarse con regularidad y exactamente conforme la prescripción. La píldora anticonceptiva es una droga que se puede comprar sólo con una prescripción. Depo Provera es un anticonceptivo cuyo único ingrediente es progesterona, el cual se inyecta.

Generalmente, la píldora previene que la mujer ovule. También crea una mucosidad espesa en el cuello uterino, que impide el paso del esperma. Cuando hay ovulación y el esperma penetra la mucosidad, puede que haya concepción. Pero debido al ambiente hostil que la píldora crea en el útero, es posible que el embrión humano no pueda implantarse en la pared del útero. (El resultado puede ser un aborto prematuro que no se puede distinguir de la regla normal. Cuanto esto pasa, la mujer ni se da cuenta que está embarazada.) La minipíldora y la píldora trifásica no son tan buenas para prevenir la ovulación. El anticonceptivo por inyección altera la pared uterina y previene que la implantación del embrión ocurra.

Se aconseja a la mujer que usa la píldora que le hagan un examen del Papanicolau cada seis meses.

Eficacia: 97-99%

Efectos secundarios: Los anticonceptivos orales pueden causar náusea, vómito, calambres, cambio de peso, nerviosidad, depresión, mareo, pérdida de pelo, infecciones de la vagina, sarpullido, jaquecas, hemorragia anormal de la vagina y acumulación de agua. Los anticonceptivos orales pueden causar alta presión y tal vez dañen la vesícula biliar. Los que usan la píldora corren mayor riesgo de tener un ataque cardíaco y una apoplejía, mientras que las mujeres que usan lentes de contacto pueden dañar su vista o sentir molestia al ponerse los lentes. Hay algunas medicinas que disminuyen la eficacia de los anticonceptivos orales o causan hemorragia anormal de la vagina. Algunas de las medicinas que tienen este efecto son los antibióticos, los barbitúricos y las medicinas para prevenir ataques epilépticos. Los efectos secundarios de los anticonceptivos que se inyectan son los mismos que los de la píldora, pero hay mayor riesgo de sangrar de la vagina o de que la regla termine (amenorrea).

Factores de salud: Las mujeres que han tenido problemas del corazón, apoplejías, coágulos sanguíneos, hemorragia anormal de la vagina, cáncer de los senos o del útero, o tumores del hígado, no deben usar la píldora. Las mujeres que fuman aumentan mucho el riesgo de tener un ataque cardíaco y un infarto cuando usan la píldora. La mujer que tal vez esté embarazada no debe usar la píldora, porque aumenta el peligro de que el bebé nazca con algún defecto. La píldora puede empeorar problemas como las jaquecas, la depresión, las enfermedades del corazón y del riñón, el asma, la presión alta, la diabetes y la epilepsia.

Efecto en la posibilidad de tener hijos: Cuando una mujer quiere concebir y deja de tomar la píldora, puede que haya un retraso antes de que pueda embarazarse. Para que el sistema reproductivo de la mujer se normalice, la pareja debe esperar un poco —probablemente varios meses— antes de volver a tratar de concebir. Si el anticonceptivo fue de la clase que se inyecta, es posible que haya que esperar hasta doce meses para que la mujer sea fértil. Las investigaciones han demostrado que las drogas en la píldora aparecen en la leche materna. No se sabe como pudieran efectar al bebé en el largo plazo.

Implante anticonceptivo

El implante anticonceptivo es un mecanismo hormonal que recientemente hizo su aparición en Estados Unidos. El mecanismo consiste de seis tubitos flexibles que se implantan debajo de la piel del antebrazo de la mujer. El doctor solamente adormece la sección donde va a implantar los tubitos. Puede que duela un poco antes y después del implante, y que el antebrazo quede hinchado y adolorido por una semana. También es posible que el contorno de los tubitos sea visible debajo de la piel y que quede una cicatriz.

Dentro de los tubitos hay una hormona sintética (progesterona) que viaja poco a poco por el interior del cuerpo y previene la ovulación más o menos durante la mitad de los ciclos menstruales. Esta hormona crea también una mucosidad en el cuello uterino que previene el paso del esperma. Aquellos ciclos en los que hay ovulación y se concibe, el embrión humano tal vez no puede pegarse a la pared del útero debido al ambiente hostil que existe. (El resultado es un aborto temprano que no se puede distinguir de la regla normal. Cuando esto pasa, la mujer no se da cuenta de que ha concebido.)

El propósito de este anticonceptivo es prevenir el embarazo hasta por cinco años. El índice de eficacia es un poco menor para las mujeres con exceso de peso.

Eficacia: 99%

Efectos secundarios: El efecto secundario más común con este método es que la regla puede durar más de lo normal, ser irregular o dejar de ocurrir. Entre otros efectos secundarios mencionaremos jaquecas, náusea, depresión, cambios de ánimo, mayor apetito, cambio de peso y acné.

Factores de salud: Las mujeres que tienen hemorragia anormal de la vagina, problemas del hígado, cáncer de los senos y tromboflebitis no deben usar el contraceptivo que se implanta. La mujer que cree estar embarazada no lo debe usar debido a que el bebé puede nacer con defectos. Problemas de salud como fuertes jaquecas o depresión pueden empeorar si se usa este método.

Efecto en la posibilidad de tener hijos: Una vez que le sacan los tubitos a la mujer, ésta recobra su fecundidad rápidamente.

Dispositivo intrauterino

El dispositivo intrauterino es un objeto pequeño de plástico que se coloca en el útero de la mujer a través del cuello uterino. El dispositivo puede ser colocado solamente por un doctor. Después de colocarlo, solamente hay que cerciorarse que el dispositivo no se zafe. La mujer puede cerciorarse por si misma, pero un doctor debe examinarla por lo menos una vez al año.

El dispositivo intrauterino puede causar dolor cuando es colocado, y después puede causar calambres y un flujo menstrual mayor de lo acostumbrado.

Debido a que el dispositivo intrauterino no previene la ovulación, es posible concebir en casi cualquier ciclo. Parecer ser que el dispositivo intrauterino interfiere de alguna manera con la implantación del embrión humano en la pared del útero. (El resultado puede ser un aborto prematuro que no se siente diferente de la regla normal. Cuando esto pasa, la mujer no se da cuenta que está embarazada.)

Es muy común que al tener el primer bebé, la alternativa prácticamente inmediata o única, sea la colocación del dispositivo intrauterino, tanto en Estados Unidos como en Latinoamérica. Solía ser que muchos médicos en Latinoamérica lo colocaban antes del primer embarazo, pero esta práctica a disminuido.

Eficacia: 98%

Efectos secundarios: Las mujeres que usan el dispositivo intrauterino a veces sangran más de lo normal durante la regla, tienen calambres y sienten dolor durante el acto sexual. Entre los problemas mayores, que no son frecuentes, están la anemia, el embarazo fuera del útero o del cuello uterino y el aborto séptico. La mujer que sangra demasiado o de manera irregular cuando usa el dispositivo debe ver a su doctor, y, para prevenir la anemia, tal vez haya que sacar el dispositivo. Las mujeres que son susceptibles a las infecciones de la pelvis corren mayor riesgo cuando usan el dispositivo intrauterino. Serias dificultades pueden ocurrir si la mujer se embaraza mientras está usando el dispositivo. Entre los problemas están el embarazo en la trompa de Falopio o ectópico, el aborto espontáneo e infecciones, que pueden ser fatales. Si una mujer que está usando el dispositivo intrauterino cree estar embarazada, ella debe ver a su doctor inmediatamente. Si el embarazo es comprobado, el doctor probablemente tendrá que sacar el dispositivo. Aunque casi nunca pasa, el dispositivo puede hacer un agujero en la pared del útero cuando está siendo colocado. En tales casos, hay que operar para poder quitar el dispositivo. El riesgo de que el embarazo ocurra en la trompa de Falopio es mayor cuando se emplea el dispositivo, y el riesgo incrementa mientras más se use el dispositivo.

Factores de salud: Antes de que el dispositivo intrauterino sea colocado, la mujer debe decirle a su doctor si ha tenido alguno de los siguientes problemas: cáncer del útero o del cuello uterino u otras anormalidades; hemorragia durante la regla o flujo menstrual excesivo; infección del útero, del cuello uterino o de la pelvis; uso anterior del dispositivo intrauterino; embarazo reciente; aborto provocado o espontáneo; operación del útero; enfermedad venérea; calambres menstruales muy dolorosos; anemia; desmayos; hemorragia genital no esperada o pus en la vagina; resultado anormal del examen del Papanicolau; fibroma del útero; previo embarazo ectópico.

Efecto en la posibilidad de tener hijos: La infección de la pelvis en algunas de las personas que usan el dispositivo intrauterino puede prevenir que tengan hijos en el futuro. No se recomienda que la mujer que nunca a tenido hijos use el dispositivo.

Diafragma/tapón uterino

El diafragma es un anillo flexible cubierto con hule delgado. Antes del acto sexual, se cubren los dos lados del diafragma con una crema que mata al esperma. Entonces la mujer coloca el diafragma en la vagina. El diafragma cubre la entrada al útero, donde está la cerviz, y así previene que el esperma entre al útero. El espermicida en la crema sirve para destruir al esperma.

El diafragma debe ser colocado por un doctor, y debe ser examinado cada año. Debe examinarse su posición si la mujer gana o pierde más de diez libras, y después de haber dado a luz o haber sido operada de la pelvis.

El tapón uterino se parece al diafragma, pero es mas pequeño y tiene la forma de un dedal. El tapón uterino se pone sobre la cerviz, donde la succión lo sujeta. En conjunto con el tapón uterino se usa un espermicida, el cual previene que el esperma entre al útero. El tapón uterino debe ser colocado solamente por un doctor, para que quede bien.

El diafragma y el tapón uterino pueden ser usados por un período de dos años, pero regularmente hay que ver si hay agujeros, rajaduras o arrugas.

Eficacia: 95-97%

Efectos secundarios: Puede haber una reacción alérgica a causa del hule del que están hechos el diafragma y el tapón uterino, o debido al espermicida; y puede que haya irritación. Es posible también que la vagina huela mal y que sea más fácil que la vejiga se infecte.

Factores de salud: Las mujeres cuyos exámenes del Papanicolau indican la existencia de problemas no deben usar el tapón uterino.

Efecto en la habilidad de tener hijos: Ninguno

Espermicidas

Hay varias marcas de cremas, jaleas y óvulos que pueden ser usados sin un diafragma. Estos espermicidas deben ser colocados en la vagina antes del acto sexual. En la entrada al útero, los espermicidas forman una barrera que previenen que el esperma llegue al óvulo. Los espermicidas incapacitan al esperma y lo destruyen.

No se necesita tener prescripción médica para comprar espermicidas.

Algunas marcas de espermicidas no son tan buenas como otras: por ejemplo, algunos óvulos no se derriten y se salen de la vagina. Los espermicidas en forma de aerosol son los mejores.

Eficacia: 90-95%

Efectos secundarios: Posible picazón en la vagina o en el pene debido a una reacción alérgica a las sustancias químicas en los espermicidas. La vagina puede comenzar a oler mal y es más fácil que la vejiga se infecte.

Factores de salud: Ninguno

Efecto en la posibilidad de tener hijos: Ninguno

Condón

El condón es una funda delgada de hule o piel de cordero que se pone sobre el pene. El condón debe ser puesto sobre el pene antes de tener sexo con la mujer.

No se requiere tener prescripción médica para comprar condones.

El condón previene que el esperma entre a la vagina y fertilice el óvulo. Hay que tener mucho cuidado con el condón ya que puede zafarse o romperse durante el acto sexual, o parte del esperma puede escurrir al sacar el pene de la vagina.

Eficacia: 98%

Efectos secundarios: De vez en cuando el hule puede causar picazón debido a una reacción alérgica.

Factores de salud: Ninguno

Efecto en la posibilidad de tener hijos: Ninguno

METODOS QUE
NO SON SEGUROS

- Bañarse después de tener sexo no sirve para prevenir el embarazo. Si las condiciones del cuerpo de la mujer son propicias, el esperma puede llegar al óvulo unos pocos minutos después de la eyaculación.
- No todas las formas de dar el pecho aumentan la duración de la infertilidad después del parto. Generalmente, muchas mujeres se tardan más en concebir cuando dan el pecho; pero ciertos modos de dar el pecho ("parcial") no ayudan mucho para prevenir la ovulación. A veces, es posible que la mamá lactante conciba algunos meses después del parto. El retorno de la fecundidad después del parto depende mucho de la *manera* que la mamá dio el pecho. Algunas maneras de dar el pecho ("total" o "ecológico") impiden que la ovulación dure más.
- El coito interrumpido es el método generalmente difícil de sacar el pene de la vagina un poco antes de eyacular. No es un buen método para la prevención del embarazo, porque unas cuantas gotas de fluido muy potente pueden salir del pene antes de eyacular y antes de sacar el pene.
- Para la mayoría de las mujeres, el método del ritmo no es un método seguro para prevenir el embarazo porque los ciclos de la regla pueden ser irregulares. El método del ritmo está basado en los cálculos de ciclos anteriores, sin tener en cuenta el ciclo actual. Consecuentemente, la mujer puede embarazarse accidentalmente cuando cree ser estéril.

ALGO QUE DEBE SABER SOBRE LA EFICACIA

Hay cierta confusión entre las parejas y los médicos sobre la eficacia de los métodos naturales de planificación familiar. Muchos piensan todavía que el único método natural es el del ritmo o, tal vez, el método sintotérmico.

Debido a la confusión, ignorancia e información errónea que existe sobre la eficacia de los métodos modernos de planificación familiar, hay muchas parejas que nunca piensan usar uno de ellos. Esto es muy desafortunado ya que los métodos naturales, además de ser eficaces, pueden enriquecer a los matrimonios.

En la página 8 de este libro, hemos incluido un esquema que demuestra la eficacia de los métodos naturales y artificiales. La eficacia de un método se determina por el número de embarazos que ocurren en proporción al número total de las parejas que están usando el método, incluso cuando las instrucciones para prevenir el embarazo han sido seguidas al pie de la letra.

Los índices de eficacia de los diferentes métodos son generalmente altos y demuestran la eficacia del método *cuando se usa correctamente*. Hay que recordar que *ninguno de los métodos incluidos en este libro son 100 por ciento eficaces*. Todos los métodos incluyen la pequeña posibilidad de que la mujer conciba, incluso cuando las instrucciones son seguidas al pie de la letra.

Además de que un embarazo es posible a pesar de emplear el método como es debido, existen otras circunstancias que resultan en el embarazo cuando se usa uno de los métodos naturales de planificación familiar:

- La pareja no entiende cómo usar el método.
- La pareja sabe como usar el método pero no sigue bien las instrucciones.
- La pareja quiere concebir.

La última circunstancia trata solamente del uso actual de los métodos naturales. Los métodos artificiales tienen como único propósito la prevención del embarazo y no pueden ayudar a concebir. Por otra parte, los métodos naturales pueden ser usados para prevenir el embarazo o para lograrlo. La definición más correcta de lo que es la planificación familiar, que incluye tener hijos, se apega más a los métodos naturales.

Los porcentajes de la "eficacia del usuario" (vea el esquema de la página 8) para los métodos naturales y artificiales son determinados por el número de embarazos que ocurren en proporción al número total de parejas que usan ese método conforme las dos primeras circunstancias descritas. La primera circunstancia significa que el embarazo puede ocurrir debido a que la pareja no fue instruida debidamente. Esto *no* quiere decir que el método no es eficaz, sino que la pareja no tenía la información correcta.

Cuando una pareja sabe como seguir las instrucciones, y no las siguen, puede deberse a muchas razones. Muchas veces los esposos no están seguros si quieren tener un hijo. Tal vez no discutieron a fondo sus metas y sus planes. Hay parejas que toman el "riesgo" de usar un método o no toman la precaución debida cuando lo usan. A veces la pareja desea mucho en el subconsciente tener un hijo y esto causa que la pareja no siga estrictamente las instrucciones. Estos ejemplos ilustran algunas de las circunstancias que afectan la manera en que la pareja usa uno de los métodos. La razón de cada pareja varía. El que la mujer conciba en estas circunstancias no quiere decir que el método no es eficaz, sino que la pareja decidió no seguir las instrucciones por razones personales.

Se dice mucho que los métodos naturales no son buenos debido a que la eficacia es más baja cuando la pareja usa el método en comparación con lo que indica la teoría. Una razón por esto es que la profesión médica, entre otras, asume erróneamente que las parejas no quieren o no pueden suspender sus relaciones sexuales para prevenir el embarazo. La Dra. Hanna Klaus, ginecóloga, experta en la planificación natural, y miembra de la Hermanas Médicas Misioneras, dice: "El creer que a base de las estadísticas del uso efectivo los clientes no pueden aprender el método, o no lo usarán de manera consistente y por lo tanto concebirán accidentalmente, es menospreciar la inteligencia y libertad humana. Es tratar de explicar con números decisiones humanas complejas".[1]

El hecho que muchas parejas tienen buenos resultados con los métodos naturales comprueba la capacidad que los seres humanos tienen para entender su fertilidad e integrarla en su matrimonio. La planificación familiar natural significa aceptarse a sí mismo, a su cónyuge y a su fertilidad en común. Significa estar dispuestos a tener hijos algún día. Los métodos naturales son efectivos para la planificación familiar.

Notas

1. Hanna Klaus, M.D. *Intercom*, "The Distinction Between Method and User Failure of NFP Methods," marzo de 1980, p. 12.

SOLO PARA HOMBRES

por Charles Balsam

Mi experiencia sexual dentro del marco del matrimonio ha sido una mezcla de dolor y redención. El dolor ocurre, en parte, debido a la lucha natural de dos amantes cuando tratan de complacerse. Ocurre también debido a mi falta de madurez y algunos deseos excesivos. Cuando estos no son compartidos con el cónyuge, la lucha parece hacerse más dura. El amor toma tiempo. El amor necesita puentes, no barreras. En el campo de la sexualidad, la barrera más grande que enfrenté en mi matrimonio fue el no estar acostumbrado a tomar riesgos. Creo que el método de planificación familiar natural que escogimos me ha ayudado a aceptarme a mí mismo y a tratar de tener una relación más profunda con mi esposa. Esto ha sido redentivo, pues siento el amor de Dios a través de mi esposa cuando nos esforzamos por amarnos sin condiciones.

Mi esposa me dijo una vez que tal vez no se hubiera casado conmigo si yo hubiera insistido en un método de planificación familiar artificial. ¡Eso es amor! A ella le preocupaba su integridad personal y la calidad de nuestra relación. Ella había estado anotando sus señales naturales de fertilidad durante dos años. El uso de anticonceptivos hubiera disminuido su obsequio. Me tardé muchos años en darme cuenta de esto. En otras palabras, ella me enseñó algo importante acerca de aceptarnos tal como somos y de dar a nuestra pareja todo nuestro ser.

No siempre ha sido fácil adaptarse a la planificación familiar natural. No estoy hablando de miedo del embarazo accidental, sino de la castidad, o sea de no tener relaciones sexuales cuando los dos estamos en la etapa fértil según nuestro ciclo.

Alguna gente dice que la castidad es anormal y que por eso la planificación familiar natural es demasiado difícil. Yo creo que lo difícil es lo que la castidad puede sacar a la luz. En mi caso, descubrí que le había dado más importancia al sexo que a nuestra vida íntima. Además de darnos la posibilidad de crear nueva vida, el sexo celebra nuestra vida íntima.

En sí, el sexo no resulta en intimidad. De hecho, el sexo a veces no tiene nada de íntimo. He notado esto especialmente cuando nuestra relación no es íntima. El usar un anticonceptivo artificial representaría otro obstáculo para la intimidad. Para nosotros el cambiar o destruir nuestra fertilidad destruiría también el poder que el acto sexual tiene como obsequio. Para nosotros es importante retener lo que el acto sexual significa en todo el sentido de la palabra.

El aprender a usar la planificación familiar natural hizo que me diera cuenta que soy un típico norteamericano del siglo veinte. Aunque es natural que el ser humano quiera ser íntimo y cariñoso, yo no creo que fui criado con miras a tener relaciones íntimas. Y en el caso particular del hombre latinoamericano, él es criado para ser muy macho.

Hasta cierto punto, tener una relación íntima con mi esposa no ha sido "natural" para mí. Por consiguiente, creo que los hombres deben *aprender* a ser íntimos emocionalmente y no solamente sexualmente. Yo mismo tuve que comenzar a ser más íntimo emocionalmente, que es un aspecto que la mayoría de las mujeres quieren en su relación. Yo creo que es *este* proceso de aprendizaje, y no la castidad, lo que mucha gente cree que no es "natural" y la razón por la cual a algunas parejas se les hace difícil la planificación natural.

La castidad me sirve después de todo. Me asegura que lo que me une a mi esposa no es sólo el sexo, sino más que nada, el amor y la intimidad. Por esta razón digo que el uso de los anticonceptivos es machista. Los anticonceptivos hacen que uno de los cónyuges (generalmente la esposa) sea el responsable de crear una nueva vida, y refuerza lo que llamo el estereotipo de la "conejita" de la revista *Playboy*: activa sexualmente, disponible y estéril. Como la mujer puede embarazarse, según este estereotipo ella y su sexualidad son consideradas inferiores, y los hombres continúan tratándola como objeto sexual. Los hombres continúan siendo rescatados de tener que integrar su propia sexualidad en su desarrollo y de tratar a las mujeres como personas. La contracepción (y el aborto) no son dignos de la mujer, que representa una de las imágenes de Dios en el mundo.

El otro estereotipo, el de la mujer embarazada que se la pasa en la cocina, tampoco es digno. La planificación familiar natural es un antídoto contra este estereotipo. Cuando la pareja aprende como funcionan los métodos y los usan para sus metas, la planificación natural promueve la igualdad y dignidad del hombre y la mujer. La contracepción y el aborto debilitan este aspecto, algo de lo que aparentemente no se dan cuenta las feministas.

El integrar nuestra fertilidad en nuestro matrimonio nos ha hecho más fuertes durante los tiempos difíciles. Si me hubieran dicho esto antes de casarnos, no lo hubiera creído. Doy gracias por tener una esposa que me ama tanto, que exige que yo la ame como lo requiere el matrimonio cristiano.

Así pues, la planificación familiar natural hace que me acuerde no solamente de la naturaleza interpersonal de la procreación, sino que me recuerda constantemente que las relaciones sexuales deben tomar lugar dentro del marco de la relación íntima. La tensión que la castidad causa de vez en cuando hace que examinemos frecuentemente nuestra relación, nuestras necesidades, nuestros lazos de comunicación y la calidad de nuestra intimidad y cariño. Para mí como hombre, eso es muy importante, ya que mi tendencia natural es darle demasiada importancia al sexo.

¿Puedo prometerles algo benéfico a las parejas que están pensando en usar la planificación natural? Sí puedo, dependiendo de la calidad de su relación. La planificación natural me ha ayudado a madurar, aunque todavía me falta mucho. La planificación natural me ha ayudado a cambiar mis ideas acerca del papel de la mujer como pareja y amante, y me ha ayudado a apreciar otra parte de mi ser. Me ha enseñado acerca de la belleza del ciclo menstrual. Me ha convencido que adore a mi esposa en lugar de solamente desearla. La planificación natural me ha enseñado que la fertilidad tiene el fin de crear nueva vida y participar en la creatividad de Dios. La planificación natural me ha obligado a venerar nuestra fertilidad tal como es, y a aceptarnos uno al otro dentro del marco del matrimonio cristiano.

DECISION COMPARTIDA, OBLIGACION COMPARTIDA

Las parejas frecuentemente toman decisiones mutuas sobre el dinero, la crianza de los niños, el hogar, los quehaceres de cada uno, vacaciones y demás. Hasta hace poco, la planificación familiar era sólo la responsabilidad de la esposa y su doctor. El matrimonio cristiano es una asociación basada en el amor, un sacramento de darse a sí mismo. El matrimonio requiere que la pareja comparta decisiones y responsabilidades.

La planificación natural es el mejor ejemplo de esta descripción del matrimonio cristiano. El esposo y la esposa comparten la responsabilidad de la fertilidad y las decisiones acerca de la planificación familiar.

La fertilidad es un don de Dios, y usted debe ser generoso con este don. El tamaño de la familia tiene que ver no solamente con el dinero sino también con la fe.

Tal vez las preguntas a continuación identificarán algunos de los valores que usted imparte a su relación:

- ¿Qué quiere Dios de nuestro matrimonio?
- ¿Cuántos hijos esperamos tener?
- ¿Cuán generosos debemos ser con nuestros hijos?
- ¿Qué valor le damos a los niños en comparación con las posesiones materiales, tales como dinero y clase social?
- ¿Cuán importante es el efecto físico, psicológico o espiritual de la planificación familiar en nuestra relación?
- ¿Podemos considerar estas preguntas durante la duración de nuestro matrimonio?

La planificación familiar natural requiere que ustedes oren y estén dispuestos a recibir la presencia creativa de Dios. Ustedes deben hablar honesta y cariñosamente sobre la importancia que le dan a la idea de tener hijos y ser una familia cristiana. Es importante recordar que la concepción es un resultado lógico y hermoso de su promesa de amor. Los hijos son el resultado de su amor.

Los animamos a pensar en esto y a discutir estos temas. Dios espera que tengamos hijos. Esta es una de las maneras en que unimos nuestra voluntad a las intenciones creativas de Dios. Es la manera de crear otros seres humanos que se convierten en la imagen de Dios en el mundo. Si la fertilidad es parte íntegra de la dignidad humana, entonces es obvio que cada niño es único. Los hijos son un símbolo de lo que creemos: vale la pena vivir.

En la página 45 hay un esquema que les servirá para hablar de la planificación familiar, de su relación sexual y de lo que desean dentro del marco del matrimonio cristiano. Esperamos que este libro, en conjunto con las respuestas que escriban en la hoja de trabajo, les ayude a tomar decisiones mutuas basadas en su fe.

Por último, he aquí una oración en honor a la paternidad y maternidad. Esperamos que la recen mucho y que piensen en su significado, especialmente cuando escuchan el llamado de Dios para crear nueva vida.

> Dios, nuestro Creador, concédenos compartir tu poder creador. Ayúdanos a ver en los niños que nos mandas señales de tu presencia en nuestro hogar. Bendice nuestro amor y multiplícalo, para que nuevas voces se junten a las nuestras para alabarte, que nuevos corazones te amen y que nuevas vidas sean testigos de ti.
>
> *Anónimo*

¿QUE ES LO QUE ENSEÑA LA IGLESIA CATOLICA?

La vida humana es sagrada: Desde su comienzo, revela la mano creadora de Dios.

Papa Juan XXIII

La mayoría de la gente está consciente que la Iglesia católica romana no aprueba todos los métodos de planificación familiar expuestos en este libro. En esta sección explicaremos el razonamiento de la Iglesia.

Esperamos que lean esta sección con mucho cuidado y con el corazón dispuesto. Es importante que tengan en cuenta que la preocupación de la Iglesia por los aspectos morales de la planificación familiar no se trata sólo de reglamentos. La doctrina de la Iglesia está asegurada por la guía del Espíritu, tal como lo prometió Jesús.

Ustedes tomarán muchas decisiones acerca de cómo gastar su dinero o usar su tiempo, de cómo acumular posesiones materiales y demás. Pero su fertilidad trata de la procreación y perpetuación de la imagen de Dios (en un nuevo ser humano) en el mundo. La fertilidad es posible debido a Dios, que es Autor de la sexualidad matrimonial. Por esto a la Iglesia le ha preocupado cómo las parejas hacen uso de su fertilidad.

Conforme la enseñanza de la Iglesia, el Concilio Vaticano II (1962-1965) declaró que la manera de transmitir la vida humana debe determinarse conforme criterios objetivos. Estos criterios están "tomados de la naturaleza de la persona y de sus actos", criterios que "mantienen íntegro el sentido de la mutua entrega y de la procreación humana, entretejidos con el amor verdadero".[1] La frase "el sentido de la mutua entrega" quiere decir que el acto sexual entre los esposos, el lenguaje del amor matrimonial, es el símbolo y expresión de una alianza que tiene como propósito la creación de nueva vida. Por lo tanto, estamos hablando principalmente acerca de los diferentes *significados* del acto sexual así como de sus posibles "efectos", que son la unión y la paternidad. Veamos, pues, de lo que se tratan estos dos aspectos fundamentales de los que habló el Concilio: la naturaleza del ser humano, dentro del marco del sacrificio mutuo que requiere el matrimonio, y la naturaleza del acto sexual.

El ser humano

Nuestra fe cristiana nos dice que la sexualidad, lo que distingue al hombre y a la mujer, es un don de Dios. El Papa Juan Pablo II, citando el Génesis 2,23-24, dice que la meta del hombre y la mujer es la unión. Los dos se convierten en "una sola carne" por medio de la libre voluntad. La tradición cristiana cuenta que el matrimonio sacramental comienza cuando los esposos dan su consentimiento. Este consentimiento mutuo es la formación de "la íntima comunidad conyugal de vida y amor... que está formado a semejanza de su unión con la Iglesia".[2] Este consentimiento significa un apego a lo más importante del matrimonio: la procreación y educación de los hijos, y la unión de los esposos.

En vista del consentimiento mutuo, la sexualidad es necesaria para la vida humana y las relaciones entre las personas. La relación matrimonial es fundamentalmente un compromiso por parte de la persona de dar todo su ser: mente y corazón, cuerpo y alma. Para el Papa Juan Pablo II, la sexualidad y el ser humano son una realidad. El habla de la persona como un "espíritu encarnado... un alma que se expresa en un cuerpo... El amor incluye el cuerpo humano, y el cuerpo comparte el amor espiritual".

El añade que la "sexualidad... no es algo puramente biológico, sino que afecta al núcleo íntimo ser humano..."[3] Ya que el motivo de la fertilidad humana es la procreación de seres humanos, no consiste *solamente* de un acto físico. Uno debe darse cuenta que la fertilidad forma parte de la identidad del individuo, y de su entrega total a su pareja dentro de la alianza del matrimonio.

Sexo conyugal

El sexo entre esposos es un sacramento natural. Es una señal del sabio plan de Dios para los seres humanos. Es un símbolo, una expresión de dos seres humanos que han prometido ser honestos y entregarse uno al otro.

El matrimonio tiene dos significados intrínsecos: procrear y unir. La cuestión principal es el temor de la Iglesia de que la procreación pierda el significado procreativo. Hacerlo es cambiar el carácter de este acto amoroso.

¿La Iglesia es inconsistente?

Según los estudios de la eficacia de los métodos citados anteriormente en este libro, es claro que los método modernos de planificación familiar natural son igual de efectivos —o incluso más— para la prevención del embarazo, que los anticonceptivos artificiales. Después de leer las estadísticas, alguna gente supone que los métodos naturales son nada más otra forma de anticonceptivo. Y concluyen también que la Iglesia es inconsistente al promover solamente los métodos naturales y condenar los métodos artificiales, que logran los mismos resultados.

Es verdad que el efecto en los dos casos —la prevención del embarazo— puede ser el mismo. Pero hay una diferencia fundamental entre las dos formas de planificación familiar.

Es un error creer que la Iglesia se opone a los anticonceptivos porque sirven para prevenir el embarazo, o porque generalmente son artificiales. La prevención del embarazo puede ser algo bueno, responsable y hasta necesario para los matrimonios. De lo que la Iglesia está convencida es de que ciertas maneras de prevenir el embarazo no son morales. Estos métodos ponen en peligro el significado del matrimonio y del sexo conyugal. Los anticonceptivos son usados para tratar de eliminar el significado procreativo y trivializar la promesa que los esposos se hicieron de compartir todo su ser.

Las parejas que deciden usar los métodos artificiales están haciendo una declaración acerca del valor y del significado de la procreación en referencia a su amor matrimonial. Al hacer esto, están sugiriendo que la concepción es solamente un proceso biológico y que el anticonceptivo sólo afecta su habilidad para concebir. Pueden dejar de darse cuenta que como seres humanos son una maravillosa unión de cuerpo y espíritu. ¡Los cuerpos no procrean, sino las personas! Es por esto que la Iglesia subraya que la procreación no es solamente un proceso biológico y que las parejas deben
aceptar la responsabilidad de su fecundidad conforme los planes de Dios. Un autor explica esto al declarar:

> Durante el sexo conyugal, los esposos "hablan" con su cuerpo... No están simplemente "usando" sus cuerpos como objetos... La verdad acerca del sexo conyugal es que los esposos dan todo su ser. Es un regalo que, siendo total, incluye la posibilidad de procrear. Ya que la fertilidad es parte íntegra de cada cónyuge, debe ser compartida durante el acto sexual...
>
> El no tomar en consideración la procreación... es dejar que el rechazo tome parte dentro del campo sexual. El sexo conyugal se convierte entonces en un juego de manipulación y de amor con condiciones.[4]

En otras palabras, las parejas tratan de eliminar el plan que Dios creó para su acto amoroso. Su acto "tiene como propósito prevenir la procreación. La persona no sólo rechaza hacer lo bueno, sino que toma pasos en contra del plan".[5] El despersonalizar la fecundidad acarrea el riesgo de despersonalizar todo lo que le damos a la otra persona.

Por otra parte, los matrimonios que usan los métodos naturales integran su fecundidad en su promesa de amor, simbolizada por el acto sexual. Estos matrimonios no rechazan la presencia creativa de Dios durante el sexo. Al ignorar la función de la fecundidad durante el sexo, "la pareja simplemente no está actuando de acuerdo a la naturaleza del plan de Dios. Dios sigue presente, y sigue siendo respetado, pero no se le invita a que presencie la creación de una nueva vida".[6]

En cambio, los anticonceptivos dan a entender que la presencia creativa de Dios no vale nada y que la fecundidad es un "problema" biológico y no un don que merece el respeto acordado a una bendición de Dios. La Iglesia mantiene que las parejas que practican los métodos naturales pueden tener sexo durante los períodos naturales de esterilidad sin que esto quiera decir que están en contra de la procreación. Los actos sexuales durante estos períodos de esterilidad todavía retienen su *sentido* y valor procreativo, aunque, debido al plan de Dios, no tienen la *capacidad* de procrear.

En otras palabras, las parejas que usan los métodos naturales aceptan el poder creativo de Dios, y no lo cambian o impiden. Durante los períodos de esterilidad, la pareja se abstiene de usar este poder durante un ciclo o muchos. Ellos no están rechazando la presencia creativa de Dios en su fecundidad, sino que alientan y respetan el carácter humano básico de procrear ya sea teniendo sexo o no. Tales parejas entienden que dan todo su ser al participar en el acto sexual. Ni esterilizan el sexo ni lo hacen a medias ni previenen el implante de un óvulo fertilizado (un ser humano en desarrollo).

El respaldo que la Iglesia les da a los métodos naturales refuerza la doctrina que sostiene acerca del matrimonio, la cual habla de la entrega mutua que dos personas se hacen en Cristo. Esto quiere decir que la entrega mutua no es solamente espiritual o psicológica, sino también física e incluye la fecundidad. La planificación familiar natural alienta este modo de entender el significado del matrimonio cristiano. Al vivir un estilo de vida en el cual la fecundidad tiene cabida, los esposos afirman su integridad personal, carnal y espiritual, y se entregan uno al otro en unión con el Creador y su plan.

Por lo tanto, si la descripción del Papa Juan Pablo II del ser humano es correcta, y si la alianza de amor trata de la entrega total de dos personas, es obvio que la contracepción es una contradicción. La contracepción elimina el significado procreativo del amor matrimonial. Además, la contracepción trivializa el sexo y arruina los votos del matrimonio, en especial el de la entrega *total* de uno mismo.

El Papa Juan Pablo II resume las ideas expuestas en esta sección de la siguiente manera:

> … al lenguaje universal que expresa la recíproca donación total de los esposos, el anticoncepcionismo impone un lenguaje objetivamente contradictorio, es decir, el de no darse al otro totalmente: se produce… una falsificación de la vida interior del amor conyugal, llamado a entregarse en plenitud personal.
>
> En cambio, cuando los esposos, mediante el recurso a períodos de infecundidad, respetan la conexión inseparable de los significados unitivo y procreador de la sexualidad humana, se comportan como "ministros" del designio de Dios y "se sirven" de la sexualidad según el dinamismo original de la donación "total", sin manipulaciones ni alteraciones.
>
> A la luz de la misma experiencia que tantas parejas de esposos y de los datos de las diversas ciencias humanas, la reflexión teológica puede captar la diferencia… que existe

entre el anticoncepcionismo y el recurso a los ritmos temporales (el Papa se está refiriendo a la Planificación Familiar Natural). Se trata de una diferencia bastante más amplia y profunda de lo que habitualmente se cree, y que implica en resumidas cuentas dos concepciones de la persona y de la sexualidad humana, irreconciliables entre sí. La elección de los ritmos naturales comporta la aceptación del tiempo de la persona, es decir de la mujer, y con esto también la aceptación del diálogo, del respeto recíproco, de la responsabilidad común, del dominio de sí mismo… De este modo la sexualidad es respetada y promovida en su dimensión verdadera y plenamente humana, no "usada", en cambio como un "objeto" que, rompiendo la unidad personal de alma y cuerpo, contradice la misma creación de Dios en la trama más profunda entre naturaleza y persona.[7]

El Papa Juan Pablo trata muchas cuestiones complicadas en su obra. Leerla requiere mucha oración, paciencia y reflexión, para entender bien los valores de los que habla. El esquema a continuación demuestra las diferencias entre las dos mentalidades:

Planificación Natural	Anticoncepción
1. Integra la fecundidad en la entrega mutua de la pareja	1. Cambia o destruye el potencial de la fecundidad
2. Actúa mediante el cuerpo	2. Actúa en el cuerpo
3. Acepta el plan de Dios mediante la administración de la fecundidad	3. Cambia el plan de Dios mediante la manipulación
4. Acción mutua	4. Machista
5. Conducta que es procreativa	5. En contra de la procreación
6. Control de sí mismo inculca la virtud	6. Controla el proceso biológico, y crea dependencia

La Planificación Natural: Un idioma especial del amor

Además de las declaraciones expuestas arriba, existe otra fuente de autoridad: los mismos matrimonios. Estudios de investigación hechos por la Liga de Pareja a Pareja (1985) y la Conferencia Nacional de Obispos Católicos (1989) indican que las parejas que adoptan la planificación natural son las personas que mejor saben acerca de la efectividad de los métodos naturales y de su efecto positivo en la intimidad matrimonial.

Hay muchas parejas que admitirían que la planificación natural requiere que uno aprenda a ejercer más control sobre sí mismo, a sacrificarse por otros y otras virtudes que necesitan los que desean seguir a Cristo. Ya que el matrimonio es un sacramento cristiano, las parejas pueden hallar el amor redentor de Cristo al cargar su cruz durante *todos* los aspectos de la vida, incluyendo los períodos de castidad. Visto desde este punto de vista, abstenerse del sexo no es solamente una estrategia o método para la prevención del embarazo, sino que es necesario para suprimir nuestra tendencia hacia el egoísmo y para desarrollar la virtud del control de uno mismo.

La castidad no tiene nada de antisexual, sino que permite que la pareja trate el sexo como un idioma especial de entrega total y mutua. Los estudios de investigación demuestran también que las parejas que dejan de usar los anticonceptivos y empiezan a usar los métodos naturales son la gente que más habla acerca de la diferencia entre los dos estilos de vida. Esta gente nota que el no usar anticonceptivos hace que aumente su fe en Dios, quien hace posible que se amen más unos a otros y a sus hijos.

Este punto de vista está totalmente de acuerdo con el interés profético de la Iglesia a favor de la integridad del sexo conyugal y de la fecundidad. La doctrina de la Iglesia ha subrayado los valores morales del "diálogo, respeto mutuo, responsabilidad mutua y control sobre sí mismo". Podemos añadir las cualidades de intimidad y vinculación. Estos valores tienen que ver no solamente con la efectividad y aceptación de la planificación familiar natural, sino también con el matrimonio sacramental.

La Iglesia ha sido criticada por su doctrina con respecto a la contracepción, especialmente la encíclica de 1968 del Papa Pablo VI titulada *La regulación de la natalidad* (Humanae Vitae). La doctrina ha sido malentendida dentro y fuera de la Iglesia. Esperamos que este libro le ayude a comprender mejor los valores morales en los que la Iglesia basa sus doctrinas del matrimonio y del don de la fecundidad. Un escritor inglés, en un comentario acerca de la importancia de esa doctrina, resume bien esta sección:

> Si el Papa hubiese aceptado la contracepción artificial, él hubiera alentado entre las parejas una mentalidad tecnológica, que hubiera profanado lo más sagrado y privado del ser humano. Por otra parte, la planificación familiar natural, por medio de la abstinencia cíclica, respeta lo sagrado, a la mujer y a la naturaleza... Considera que el sexo es un camino hacia la integridad, porque la integridad se alcanza al dar de sí mismo y el dar de sí mismo depende de lo que uno posee. Podemos usar la planificación familiar natural para tomar posesión de nuestra sexualidad, mientras que la contracepción es solamente una manera de evadir las consecuencias. El rumbo de los dos caminos es diferente.[9]

Notas

1. Documentos del Concilio Vaticano II, *Constitución Pastoral sobre la Iglesia en el mundo actual* n. 51, Biblioteca de Autores Cristianos, Madrid, España, 1976.
2. Ibíd. n. 48.
3. Papa Juan Pablo II, *Sobre la familia,* Segunda Parte, n. 11.
4. M. Fightlin, *International Review of Natural Family Planning*, Vol. IX, n. 2, Summer 1985, p. 129.
5. Ronald Lawler, O.F.M. Cap., Joseph Boyle y William E. May, *Catholic Sexual Ethics*, Our Sunday Visitor, Inc., Huntington, In 1985, p. 161.
6. Donald DeMarco, *International Review of Natural Family Planning*, Vol X, primavera de 1896, p. 67.
7. Papa Juan Pablo II, *Sobre la familia,* Segunda Parte, n. 32.
8. Estudio de la Planificación Familiar Natural (1989). Conferencia Nacional de Obispos Católicos, Dra. Grace Boys, Coordinadora. (El estudio analizó los respuestas de 3.300 personas que usan la planificación natural. Si quiere recibir una copia del estudio, llame

al Programa de Desarrollo Diocesano de la Conferencia al 202-541-3240.)
9. Stratford Caldecott, "On the 'Greenness' of Catholicism and Its Further 'Greening,'" publicado en el *New Oxford Review*, Vol. LIII, n. 10, 1989, p. 11.

BUSCANDO LA VERDAD Y ATENIÉNDONOS A ELLA

En nuestra cultura secular, el tema de la contracepción generalmente suscita una actitud pragmática que dice: "Usa lo que es más eficaz sin importar el costo". La frecuencia de los abortos, generalmente debido a la falla de los anticonceptivos, refleja esta actitud. Aunque la actitud cristiana incluye el ser responsable, este concepto de la responsabilidad no proviene simplemente del "sentido común" o de la actitud de que "el fin justifica los medios". La actitud cristiana con respecto a la contracepción y la planificación familiar proviene de lo que Cristo espera que hagamos y seamos. Debemos tomar en cuenta la fe cuando tomemos decisiones respecto a la planificación familiar.

Para el cristiano católico, la conciencia toma forma por medio de la reflexión en los pasajes pertinentes de las Sagradas Escrituras y en las doctrinas de la Iglesia, que son los principales indicadores de la voluntad de Dios. Una conciencia bien formada hace posible que tomemos decisiones responsables al buscar la verdad y atenernos a ella. Esta sección supone que, para aquellos que están examinando seriamente el significado cristiano de la sexualidad en el matrimonio, la doctrina de la Iglesia no es solamente otro sistema de valores morales. La doctrina de la Iglesia es la base fundamental para la formación de la conciencia.

Dentro del marco del matrimonio, la Iglesia considera que la sexualidad es esencial para que el ser humano establezca las relaciones más íntimas y fundamentales de la vida: la relación con (1) el cuerpo y las emociones de uno, (2) el cónyuge de uno y (3) la nueva generación que es procreada.

Estas relaciones revelan algo acerca de Dios. Somos hijos de Dios, y las relaciones que forman la Trinidad —Padre, Hijo y Espíritu Santo— son análogas a las de una familia amorosa. Por lo tanto, a la Iglesia no le importa el sexo sólo porque sí, sino porque el sexo es una dimensión muy importante de la vida humana. Y la Iglesia mantiene que la ética sexual es crítica para vivir la vida cristiana. La ética sexual es una dimensión esencial de la ética del amor auténtico.

Con esto en mente, exploremos brevemente la paternidad responsable según la definición de la Iglesia, que es uno de los aspectos más importantes del matrimonio sacramental. Vamos a explorar también la formación de la conciencia y el proceso de tomar buenas decisiones morales.

Paternidad y maternidad responsable

En la encíclica *La regulación de la natalidad*, el Papa Pablo VI identifica cuatro "aspectos" de la paternidad responsable:

1. El "conocimiento y respeto" de las funciones de reproducción, que son partes integrales del ser humano;
2. La integración de las "tendencias del instinto y de las pasiones" con nuestro razonamiento y libre voluntad;
3. Consideración de las "condiciones físicas, económicas, psicológicas y sociales" que afectan el número de niños que la pareja quiera tener;
4. Una "vinculación más profunda con el orden moral objetivo, establecido por Dios, cuyo fiel intérprete es la recta conciencia".[1]

La paternidad responsable implica que las parejas deben tener en cuenta muchos factores cuando van a tener hijos, incluyendo los frutos que resultan de educar y criar a los niños. En lo que cabe a la transmisión de la vida, los católicos deben tomar en consideración los planes creativos de Dios. La naturaleza complementaria del hombre y la mujer, la líbido y el poder de la reproducción, el deseo de amar y de la unión, son misterios para vivirse. Estas son "perspectivas" enlazadas de las relaciones humanas, y la transmisión de la vida es un componente muy importante. Por esta razón la Iglesia enseña que los matrimonios deben respetar este don y lo que significa para los cónyuges.

¿Cuantos hijos deben tener? En *La constitución pastoral sobre el mundo actual*, los obispos del Concilio Vaticano II les recuerdan a los matrimonios que la planificación familiar no debe ser tomada a la ligera o según sea lo más conveniente. La planificación familiar requiere tomar decisiones que respetan la ley de Dios y las doctrinas de la Iglesia y que interpretan con veracidad la ley divina. Cuando las parejas cristianas confían en la Divina Providencia y cumplen como cristianos con su deber de procrear, ellas glorifican al Creador y hallan gozo en Cristo.[2]

Al formar su conciencia, ustedes necesitan meditar con mucha atención en la doctrina de la Iglesia, que es lo normativo para el cristiano católico.

Formación de la conciencia

La tradición de la Iglesia subraya dos aspectos de la conciencia: "(1) es absolutamente necesaria para entender la dignidad de la persona conforme su relación con Dios, y (2) sirve de guía moral práctica para tomar decisiones cada día".[3] Solos y con nuestra pareja se espera que reflejemos el amor de Dios mediante la entrega mutua y responsable de nuestro ser. Ya que "Dios no obliga a nadie a vivir de manera responsable y amorosa, sino que invita a la persona desde el fondo de su corazón. 'Desde el fondo del corazón' es donde está la conciencia... La dignidad de cada persona consiste en esto: que él o ella puede decidir por su *libre voluntad* conformarse a la voluntad de Dios y a su ley".[4]

Los obispos católicos norteamericanos están conscientes de las dificultades de la planificación familiar y de las muchas razones por las cuales la gente rechaza la doctrina de la Iglesia. Por esta razón, en 1976 los obispos norteamericanos publicaron una declaración que en parte decía: "Le pedimos a nuestra gente que ni se desanimen ni se aparten de la comunidad de fe cuando enfrenten estos conflictos. Les rogamos que hablen con un pastor, para que mediante la oración constante y los sacramentos Dios les ayude, y para examinar métodos legítimos para la prevención del embarazo, tales como la planificación familiar natural".[5]

La cita mencionada arriba está fuera de contexto y no sirve de base para formar la conciencia o como substituto. La incluimos para demostrar que los pastores de la Iglesia están conscientes de lo difícil que es acatar el llamado. La formación de la conciencia toma toda la vida, durante la cual el tomar decisiones morales forma una mayor parte. De hecho, tomar buenas decisiones morales es la meta de una conciencia bien formada. En lo que se refiere al matrimonio y la familia, el modo en que los esposos se aman, se llevan con sus hijos, manejan el dinero, etc., involucra tomar muchas decisiones morales.

El desarrollo de la conciencia es importante para que las decisiones morales sean correctas y razonables. Se tardará toda su vida en formar su conciencia. Se necesita tiempo, oración, consejo, humildad y honestidad para entender siempre la voluntad de Dios respecto a la vida humana en ciertas situaciones.

La conciencia puede ser definida como "la mejor decisión que uno, según las circunstancias, puede tomar... No puede basarse solamente en una sensación o decisión personal de vivir o actuar de cierta manera... Buscar la verdad es fundamental... Pero la conciencia no solamente demuestra la distancia que existe entre lo que somos y lo que debemos ser; también nos alienta a lograr nuestro potencial humano.

"Para el católico, que está totalmente seguro que el Señor guía la doctrina de la Iglesia, el mensaje insistente de la fe católica no es ajeno a la conciencia... La doctrina de la Iglesia afecta la formación de la conciencia desde el principio".[6]

A continuación enumeramos brevemente los pasos que existen durante el transcurso de tomar decisiones morales, que resultan de una conciencia bien formada.

Pasos para tomar decisiones morales

1. Defina el problema y el efecto que tiene en su vida o en las personas con las que trata.
2. Estudie con mucha atención lo que dice la Iglesia al respecto y haga lo que recomienda.
3. Examine las alternativas.
4. Pídales consejo a varias personas: personas de confianza y personas que le digan la verdad, aunque duela.
5. Ore para recibir consejo, humildad, sabiduría y misericordia.
6. Escoja la alternativa que es justa.
7. Siga rezando acerca de la decisión que tomó.

Es importante darse cuenta que el proceso para tomar una decisión moral no es rápido, y que la formación de su conciencia toma tiempo y debe convertirse en el patrón de su vida. La formación de la conciencia y el proceso en la toma de una decisión moral deben ayudarlo a conocerse a sí mismo. No es lo mismo buscar una respuesta que tratar de justificar que lo que uno "siente" es lo correcto o que ya decidió hacerlo. El proceso de formar su conciencia quiere decir que usted está dispuesto a seguir buscando respuestas.

Notas

1. Papa Pablo VI, encíclica *La regulación de la natalidad,* 1968, n.10.
2. Loa documentos del Concilio Vaticano II, *La constitución pastoral sobre la Iglesia en el mundo actual*, n. 50.
3. Daniel L. Lowery, C.SS.R., *Following Christ: A Handbook of Catholic Moral Teaching*, Liguori Publications, 1982, p. 39.
4. Ibíd, pp. 39-40.
5. Conferencia Nacional de los Obispos Católicos, *To Live in Christ Jesus: A Pastoral Reflection on the Moral Life,* 1976, II.
6. Lawler, Boyle y May, *Catholic Sexual Ethics*, pp. 100, 112.

HOJA DE TRABAJO

Instrucciones: Haga dos copias de esta hoja de trabajo, una para usted y la otra para su pareja. Apartense por diez o quince minutos. Reflexionen en las preguntas y escriban sus respuestas. Entonces reúnanse y examinen sus respuestas. (Escriban las respuestas en otra hoja o en ésta.)

1. Espero tener_____hijos.

2. ¿Cómo queremos lograr el número de hijos que queremos?

3. ¿Cómo voy/vamos a saber que estamos listos para tener hijos?

4. ¿De quien es la responsabilidad de prevenir o lograr el embarazo? ¿Mía? ¿De mi cónyuge? ¿Del doctor?

5. Si a pesar de todo lo que hagamos para prevenir el embarazo, éste resulta, yo (pensaría, sentiría, haría, etc.)...

6. ¿Si yo descubriera que no podemos tener hijos, yo (pensaría, sentiría, haría, etc.).

7. ¿Cuál es la relación entre nuestra planificación familiar y nuestra fe cristiana?

8. ¿Entendemos bien las diferentes formas de planificación familiar? ¿Me siento a gusto con lo que decidimos acerca de la planificación familiar? Explique.

OTROS RECURSOS SOBRE EL TEMA

Libros

Wilson, Mercedes Arzu. *Amor y fertilidad.*

Wilson, Mercedes Arzu. *El método de la ovulación para el control de la natalidad.*

Video

Si me quieres, demuéstramelo

Todos los productos mencionados están disponibles por medio de Family of the Americas Foundation, Inc. P.O. Box 1170, Dunkirk, MD 20754. Teléfono: (301) 627-3346.

CENTROS DE RECURSOS

Para recibir más información sobre la planificación familiar natural, llame a cualquiera de las oficinas a continuación, dónde hay personal que le atenderá en español:

Family of the Americas Foundation, Inc.
P.O. Box 1170
Dunkirk, MD 20754
(301) 627-3346

Billings Ovulations Method Association

Sucursales:
4639 Corona Dr. #13B
Corpus Christi, TX 78411
Teléfono: (512)-852-0222

256 Westminster
San Antonio, TX 78228
Teléfono: (512) 435-9304

INFORMACION DE LA NATALIDAD EN SU LOCALIDAD

Otros libros de Liguori sobre la fe católica...

MANUAL PARA LA FAMILIA CATOLICA HISPANA DE HOY

Este *MANUAL PARA LA FAMILIA CATOLICA HISPANA DE HOY* presenta: Fundamentos para familias católicas hispanas, que provienen principalmente de las Escrituras y de las enseñanzas de la Iglesia • Oraciones básicas que las familias pueden usar para centrar su vida en Dios • Recursos básicos que ofrecen ayuda para profundizar la unión familiar y la identidad del católico. **$3.95**

LO QUE USTED DEBE SABER SOBRE EL CATECISMO DE LA IGLESIA CATOLICA
Por la Hermana Charlene Altemose, MSC

Explica los fundamentos teológicos del Catecismo y describe su historia, formato y composición. **$1.95**

MANUAL PARA EL CATOLICO DE HOY
con referencias al Catecismo de la Iglesia Católica

Explora las creencias, prácticas y oraciones de la fe católica. **$2.95**

Pídalos en su librería o escriba a
Liguori Publications
Box 060, Liguori, MO 63057-9999
(Añada $2 de franqueo para pedidos por menos de $10;
$3 para pedidos entre $10 y $15; $4 para pedidos por más de $15.)